AF311304

DES MOYENS

DE PARVENIR A LA VESSIE PAR LE RECTUM,

AVANTAGES ET INCONVÉNIENS ATTACHÉS A CETTE MÉTHODE

POUR TIRER LES PIERRES DE LA VESSIE,

AVEC DES OBSERVATIONS A L'APPUI ;

PAR L. J. SANSON,

DOCTEUR DE LA FACULTÉ DE PARIS,

Chirurgien interne à l'Hôtel-Dieu de Paris ; Élève de l'École pratique ; ex-Chirurgien aux ambulances de la vieille Garde, etc.

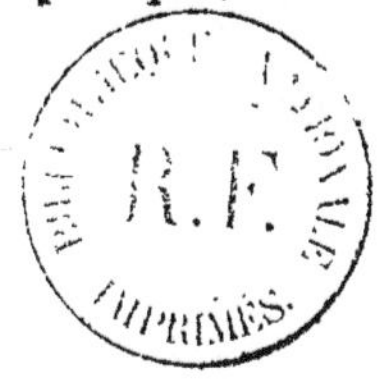
R.F.

Etiam et tentasse decorum.....

A PARIS,

CHEZ MÉQUIGNON-MARVIS, LIBRAIRE POUR LA PARTIE DE MÉDECINE,

RUE DE L'ÉCOLE DE MÉDECINE, N° 9, VIS-A-VIS LA RUE HAUTE-FEUILLE.

DE L'IMPRIMERIE DE DIDOT LE JEUNE, IMPRIMEUR DE LA FACULTÉ DE MÉDECINE.

1817.

A MONSIEUR

DUPUYTREN,

MON MAÎTRE.

Témoignage d'une reconnaissance et d'un attachement inviolables.

L. J. SANSON.

DES MOYENS

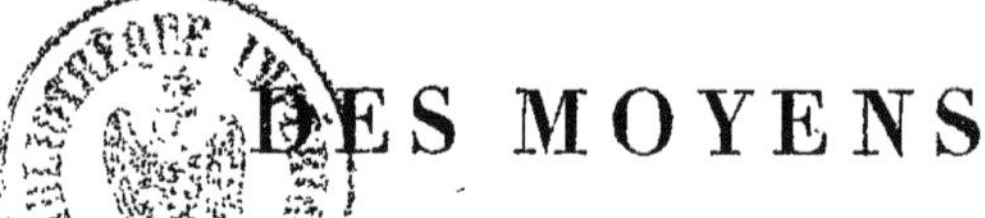

DE PARVENIR A LA VESSIE PAR LE RECTUM,

AVANTAGES ET INCONVÉNIENS ATTACHÉS A CETTE MÉTHODE

POUR TIRER LES PIERRES DE LA VESSIE,

AVEC DES OBSERVATIONS A L'APPUI.

CHAPITRE PREMIER.

Des différentes méthodes usitées pour l'opération de la Taille.

Il est peu de maladies contre lesquelles l'art de guérir offre en apparence autant de ressource que celle connue sous le nom de *calcul vésical,* parce qu'il en est peu qui, par leur gravité, et par les difficultés qu'on rencontre dans leur traitement, aient autant fixé l'attention des praticiens. Cependant, malgré les travaux des hommes les plus célèbres de tous les siècles et de toutes les nations, malgré le nombre des méthodes opératoires tour à tour proposées et employées, malgré la multitude des procédés inventés et exécutés pour perfectionner ces méthodes, l'opération de la taille est encore une des plus graves ; disons mieux, une des plus dangereuses de la chirurgie ; et nous nous écarterions peu de la vérité en disant que la guérison d'un malade *adulte,* qui a subi cette opération, doit plutôt être regardée comme un événement heureux que comme un événement ordinaire.

Si nous jetons un coup-d'œil rapide sur chaque méthode en particulier, il nous sera plus facile de faire ressortir la raison des accidens fâcheux dont elles ne sont que trop souvent suivies.

On connaît quatre manières principales de pratiquer la lithotomie.

Elles constituent autant de méthodes, qu'on trouve décrites dans les traités d'opérations, sous les noms de *petit appareil*, *grand appareil*, *haut appareil*, et *appareil latéral*. Une seule de ces méthodes (le haut appareil), réservée uniquement pour les cas de pierres très-volumineuses, se pratique par-dessus le pubis ; les trois autres se font par le périnée, et c'est sur celles-ci seulement que je présenterai quelques réflexions.

1.º Le petit appareil ou méthode de *Celse*, praticable seulement sur les enfans, consiste à faire au périnée une incision, sans autre guide que la pierre elle-même, que l'opérateur fait saillir vers cette partie au moyen de deux doigts introduits dans le rectum.

Sabatier pense que cette méthode est prompte et facile ; mais ces deux avantages, s'ils sont réels, sont rachetés par les inconvéniens les plus graves. En effet, l'opérateur, dépourvu d'un guide sûr, pénètre pour ainsi dire au hasard dans l'épaisseur des parties diversement tendues et soulevées par des pierres d'une forme et d'un volume différens. Il n'est donc jamais certain de suivre exactement la même route, et est toujours exposé à couper en travers, ou à déchirer le canal de l'urètre, ou bien à blesser le rectum ou quelque vaisseau important ; d'ailleurs, le calcul, refoulé vers le col de la vessie, le contond, le déchire. De toutes ces causes peuvent résulter des incontinences d'urine, des fistules stercorales et urinaires, des hémorrhagies, etc., etc. Le petit appareil doit donc être abandonné, au moins comme méthode générale.

2.º Le grand appareil, imaginé par *Jean des Romains*, et publié par *Marianus Sanctus*, dont il porte aussi le nom, consiste à faire sur un conducteur, et suivant la ligne médiane, une incision au canal de l'urètre, et à porter dans la vessie, par son col préalablement distendu et élargi au moyen d'un dilatateur, les instrumens nécessaires pour opérer l'extraction de la pierre. Cette méthode a sur celle de *Celse* de grands avantages; d'abord elle est praticable sur les individus de tous les âges, ensuite elle intéresse constamment les mêmes parties : mais plusieurs inconvéniens très-fâcheux l'ont fait abandonner.

Il résulte des expériences de M. *Deschamps* (1), que la prostate et le col de la vessie, bien loin de se prêter à aucune dilatation, se déchirent à l'occasion d'un effort même peu considérable. De là les accidens reprochés au grand appareil, tels que des ecchymoses, des inflammations gangréneuses des bourses, l'incontinence d'urine, les fistules, l'impuissance, etc., etc.

3.º L'appareil latéral, tel qu'il se pratique aujourd'hui, et modifié encore par plusieurs procédés, consiste essentiellement : 1.º dans une incision extérieure intéressant la peau et le tissu cellulaire, commençant au raphé, à une distance qui varie depuis cinq jusqu'à quinze lignes de l'anus, et dont la direction oblique est ordinairement moyenne entre l'orifice du rectum et la tubérosité de l'ischium gauche. 2.º Une seconde incision plus profonde, tombant dans la première, dont elle suit la direction, intéresse la portion membraneuse de l'urètre, la prostate, le col de la vessie et la partie latérale inférieure gauche de cet organe, faisant ainsi communiquer sa cavité avec l'extérieur.

Les avantages de l'appareil latéral sur les méthodes précédentes sont incontestables; mais il n'est pas non plus à l'abri de graves reproches.

____

(1) Traité historique et dogmatique de l'opération de la taille.

Parmi les accidens fâcheux qui peuvent être la suite de cette opération, l'hémorrhagie est à la fois l'un des plus dangereux et l'un des plus communs. C'est aussi pour la prévenir qu'on a substitué au procédé de *Chéselden* une foule d'autres procédés aujourd'hui oubliés, soit parce qu'ils ne remplissaient pas bien le but qu'on se proposait, soit parce qu'ayant réussi à leurs auteurs, ils n'ont plus été couronnés du même succès, exécutés par d'autres mains. En vain a-t-on encore récemment proposé de rapprocher, dans cette intention, l'incision extérieure de l'anus : cette modification, en respectant les artères du périnée, expose singulièrement à la lésion des hémorrhoïdales inférieures, et l'expérience a prouvé que la blessure du rectum en est souvent la suite. Et d'ailleurs que peuvent les calculs de l'art contre les variations que les vaisseaux éprouvent journellement dans leur nombre et dans leur distribution ? Supposons même que ce nombre et cette distribution soient invariables : si l'on veut donner à l'incision extérieure l'étendue nécessaire au libre écoulement des urines et à l'extraction facile du calcul, ne s'expose-t-on pas à blesser presque sûrement quelque vaisseau ou quelque organe important ? Et en effet, les artères superficielle et transverse du périnée en avant ; les hémorrhoïdales inférieures et internes et le rectum en arrière ; enfin le tronc de la honteuse interne en dehors, sont les écueils entre lesquels l'instrument doit marcher pour pénétrer jusqu'à la vessie.

L'avantage qu'on doit retirer de toutes les modifications opératoires qui ont pour but d'éviter l'hémorrhagie est donc très-précaire, puisqu'on agit sur des parties dont la disposition n'est pas constante. Et il est peut-être digne de remarque que les deux seuls procédés usités aujourd'hui, au moins en France, sont précisément ceux qui n'ont pas été dirigés vers cette fin : celui de *Chéselden*, étant l'appareil latéral pur et simple ; et celui du frère *Côme* n'ayant pour objet que de procurer, par le lithotome caché, une section plus nette et plus régulière du col de la vessie et de la prostate.

Je sais bien que l'hémorrhagie n'a pas toujours de fâcheuses suites. On doit même à la vérité de dire qu'un écoulement modéré de sang, bien loin d'entraver la marche de la nature, produit au contraire un dégorgement salutaire, dont l'effet sera de modérer l'inflammation qui doit s'emparer d'une plaie plus ou moins contuse par l'action des instrumens et par le passage de la pierre.

Mais supposons une perte de sang inquiétante, et appliquons les moyens les plus efficaces qui soient au pouvoir de l'art. Eh bien, la sévère expérience prouve que les aspersions d'eau froide ont provoqué l'inflammation du péritoine; et que le tamponnement, ce moyen si sûr en pareil cas, a donné naissance à l'inflammation et à la suppuration du tissu cellulaire du bassin, etc.

Un second accident, moins fréquent à la vérité, et d'ailleurs moins dangereux, c'est la *blessure du rectum*, soit qu'elle vienne de la faute de l'opérateur, soit qu'elle dépende d'une disposition vicieuse et contre nature de cet intestin; comme, par exemple, un changement de direction ou une dilatation extraordinaire, etc.; cas dans lesquels il est presque impossible de l'éviter, quand surtout on n'a pas eu la précaution de s'assurer, par l'introduction du doigt dans l'anus, de la conformation des parties.

La simple piqûre n'entraîne pas de suites fâcheuses, surtout si elle pénètre dans le rectum à quelque distance des sphincters. Mais une large ouverture donnant passage aux gaz et aux matières fécales, il ne reste d'autre ressource que de fendre tout ce qui est compris entre la plaie de l'intestin et l'extérieur; c'est-à-dire, qu'il faut pratiquer l'opération de la fistule à l'anus, et ajouter de nouvelles douleurs à celles qu'a déjà éprouvées le malade, à moins qu'on n'aime mieux l'abandonner aux suites toujours douloureuses et dégoûtantes d'une infirmité dont nous aurons occasion de parler plus bas.

Les dangers de l'hémorrhagie et de la blessure du rectum ne

sont pas encore les seuls inconvéniens qui paraissent attachés à cette méthode. Doit-on compter pour peu de chose les difficultés que doit offrir, non-seulement pour l'extraction du calcul, mais encore pour la guérison, une plaie profonde, étroite, contuse, offrant dans son trajet plusieurs tissus différens, qui doivent s'enflammer chacun à sa manière, et peut-être faire participer à cette inflammation d'importans organes situés dans leur voisinage (1).

.Tels sont à peu près les inconvéniens attachés à l'appareil latéral inventé par frère *Jacques de Beaulieu*, perdu pendant quelques temps après la mort de *Raw*, retrouvé ensuite par *Cheselden*, et auquel les chirurgiens les plus célèbres ont cherché à apporter quelque perfection.

Comparée aux précédentes, cette méthode jouit cependant de plusieurs avantages très-marqués : la douleur, l'irritation, l'inflammation sont moins à craindre dans des parties divisées par l'instrument tranchant que si elles avaient été distendues et dilacérées ; la figure de la plaie, plus évasée à l'extérieur que du côté de la vessie, est, par cette raison, plus favorable à l'écoulement des urines et du produit de la suppuration ; enfin, l'impuissance, l'incontinence d'urine, les fistules urinaires, succèdent rarement à l'opération de la taille par l'appareil latéral.

Nous venons d'exposer les avantages reconnus et les inconvéniens reprochés à ces diverses méthodes ; et l'expérience de tous les jours nous confirme ce que nous apprend la lecture des meilleurs traités, parmi lesquels nous plaçons au premier rang la Médecine opératoire de *Sabatier*, l'excellent ouvrage de M. *Deschamps*, et la thèse soutenue à la Faculté par M. *Dupuytren*, lors du concours pour la chaire de médecine opératoire qu'il occupe maintenant.

---

(1) Nous ne parlons toujours que des adultes ; les enfans guérissant ordinairement avec facilité.

CHAPITRE II.

ARTICLE PREMIER.

Taille par le rectum.

§. Ier.

D'après ce que nous avons dit, il est évident qu'aucune modification ajoutée à l'appareil latéral ne peut mettre sûrement à l'abri de la blessure du rectum, et surtout de l'hémorrhagie, puisqu'il n'en est aucun qui puisse empêcher la distribution vicieuse des vaisseaux, ou une conformation extraordinaire des organes, auxquelles une multitude de causes peuvent donner lieu.

Ce ne sont donc pas les différentes manières ni les différens moyens qu'on a employés pour la parcourir qui sont défectueux, mais c'est la route elle-même qui est dangereuse, puisqu'elle est semée d'organes que doit respecter l'instrument tranchant.

En examinant attentivement, et sous ce point de vue, les différentes méthodes dont nous venons de parler, et en réfléchissant sur l'importance des parties qui peuvent être intéressées par chacune d'elles en particulier, il est facile de se convaincre que *Jean des Romains* est celui de tous qui s'est frayé la voie la plus sûre. « Ce qui paraît au-dessous de la symphyse du pubis, dans « l'écartement des os qui la forment, dit M. *Dupuytren* (thèse « déjà citée), appartient à la partie inférieure de la paroi an-« térieure de la vessie, et offre une surface triangulaire comme « celle du périnée, mais beaucoup moins étendue que cette der-« nière. C'est là qu'on trouve sur *la ligne médiane* les ligamens « et les muscles prostatiques, la prostate, et, dans son épais-« seur, le canal de l'urètre, le col de la vessie; dans l'intérieur « de ceux-ci, la luette vésicale, la crête urétrale; et sur les côtés

« de cette crête, les canaux ejaculateurs ; *enfin*, *la partie in-*
« *férieure de la prostate et le rectum.* »

Or, c'est précisément sur cette ligne médiane, ou à peu près,
c'est-à-dire, sur des parties dont la disposition est constante, dont
les blessures *isolées* ne sont pas ordinairement suivies d'accidens
graves, et d'ailleurs loin de tout vaisseau dont la lésion puisse
fournir une hémorrhagie ou funeste, ou même dangereuse, que
Jean des Romains opérait ; et, pour peu qu'on veuille remonter
à la source des accidens attachés à sa méthode, il est facile de
voir qu'ils tiennent, d'une part, à l'étroitesse et à la longueur de
l'espèce de canal qui en résulte ; de l'autre, à la division par dé-
chirure de la prostate, et quelquefois du col de la vessie, qu'on
croyait seulement dilater.

Or, il est incontestable qu'en produisant une plaie plus courte
et plus large que celle à laquelle l'opération de *Marianus Sanctus*
donnait lieu, et en divisant par *incision* les parties qu'il déchirait,
on pourrait éviter tous les inconvéniens attachés à sa méthode,
en profitant de tous les avantages qu'elle peut offrir.

C'est dans l'intention d'obtenir ce résultat que j'ai été conduit
à examiner la disposition et les rapports du rectum, d'une part,
avec le bas-fond de la vessie et la prostate de l'autre ; rapports que
je vais essayer de rappeler.

§. II.

Considérations anatomiques. (*Voyez* la planche.)

Le rectum, pris en totalité, est étendu du détroit supérieur
du bassin à l'anus ; dirigé d'abord un peu obliquement de gauche
à droite et de haut en bas, il se courbe vers la partie inférieure
de l'excavation du bassin, pour se porter d'arrière en avant sous
la vessie, jusqu'au niveau de la prostate, au-dessous de laquelle
une nouvelle courbure le dirige de haut en bas, et un peu d'a-
vant en arrière.

Considéré sous le point de vue qui nous occupe, il peut être regardé comme formé de trois parties distinctes l'une de l'autre, par leur situation, par leur structure, et par la nature et l'importance de leurs connexions ; elles sont séparées par les courbures dont nous venons de parler.

La première portion du rectum, ou sa portion supérieure, dirigée de haut en bas, et un peu obliquement de gauche à droite, étendue depuis la fin de l'S romaine du colon jusqu'à l'endroit où l'intestin, se dégageant de son enveloppe péritonéale, se courbe pour se porter au-dessous de la vessie, constitue à elle seule plus de la moitié de sa longueur. Flexueuse, libre, lisse, revêtue par le péritoine, et fixée d'une manière lâche à la paroi postérieure de l'excavation du petit bassin par un repli de cette membrane, elle n'a pour ainsi dire que des rapports généraux, variables, et par conséquent peu importans à considérer, avec les intestins, le sacrum, et la vessie.

Il n'en est pas de même des deux autres portions, qu'une situation moins profonde, des rapports plus constans, et des connexions plus intimes avec les parties environnantes, recommandent plus spécialement à l'attention des praticiens.

La seconde portion, ou portion moyenne du rectum, comprise entre les deux courbures de l'intestin, a pour mesure l'intervalle qui les sépare, c'est-à-dire, une longueur d'environ trois pouces ; sa direction est oblique de haut en bas, et d'arrière en avant ; légèrement courbée dans le même sens, elle est fixe, immobile, et correspond constamment : en arrière, à la partie inférieure du sacrum, au coccix et au plancher formé par les muscles ischiococcigiens ; en avant, au bas-fond de la vessie, dont elle est séparée en dehors et en bas par les vésicules séminales et les conduits déférens, et plus inférieurement par la prostate ; enfin, sur les côtés, à un tissu cellulaire abondant.

Sa structure et son organisation diffèrent essentiellement de celles de la portion précédente, 1.º en ce qu'elle est entièrement dépourvue de péritoine , si ce n'est quelquefois à la partie la plus élevée de sa face antérieure, dans le cas de rétraction considérable de la vessie; 2.º en ce que sa tunique musculeuse est beaucoup plus épaisse et formée de fibres longitudinales beaucoup plus fortes et beaucoup plus nombreuses ; 3.º en ce qu'elle est de toutes parts environnée d'un tissu cellulaire serré seulement au-dessous de la prostate, lâche et fort abondant dans tout le reste de la circonférence de l'intestin, et qui permet les nombreuses variations de volume dont cette partie est susceptible.

La troisième et dernière portion du rectum commence au-dessous et au niveau de la prostate, et finit à l'anus; sa longueur varie généralement depuis un pouce jusqu'à un pouce et demi ; elle est plus large en haut qu'en bas ; sa direction est oblique de haut en bas, et un peu d'avant en arrière.

Près de son origine elle est environnée de tous côtés par un tissu cellulaire abondant, excepté en devant, où elle correspond à la prostate. Dans tout le reste de son étendue, elle est enveloppée par les sphincters.

Sa structure est donc fort différente de celle des deux autres portions. En effet, lorsque le rectum, arrivé sous la prostate, s'est courbé pour la seconde fois, sa tunique charnue, très-épaisse, et à fibres longitudinales très-nombreuses, se termine brusquement ; la muqueuse seule s'avance jusqu'à la peau, environnée de fibres musculeuses circulaires appartenant aux sphincters, qui forment, par leur assemblage, une espèce d'anneau beaucoup plus mince à son origine que du côté de la peau, où il devient fort épais, et où il donne naissance à deux prolongemens en forme de queues, dont l'antérieur, plus long, se dirige vers le bulbe de l'urètre, et se confond-là avec le bulbo-caverneux, tandis que le postérieur se porte vers le coccix.

Revêtu à son intérieur par la fin de la tunique muqueuse de l'intestin , et uni en avant et en haut à la prostate, cet anneau musculeux correspond de toutes parts à un tissu cellulaire très-abondant et graisseux.

D'après ce que nous venons de dire, il est évident que la portion supérieure du rectum, mobile et revêtue par le péritoine, ne peut, dans aucun cas, devenir le sujet d'une opération chirurgicale, puisque ses parois ne peuvent éprouver de solution de continuité sans qu'un épanchement mortel ne se fasse dans la cavité du bas-ventre. Il n'en est pas de même, à beaucoup près, de la portion moyenne et de l'inférieure, qui forment ensemble une longueur d'intestin de quatre pouces au moins, environnée de tous côtés par un tissu cellulaire abondant, réservoir dans lequel s'accumulent les matières fécales en attendant le moment de leur évacuation, par conséquent sujette à être irritée, enflammée, perforée par le contact de ces matières ou par l'action des corps étrangers qu'elles peuvent contenir, et qui est tous les jours attaquée avec succès par les instrumens de la chirurgie, sans beaucoup de danger, quelquefois dans une portion considérable de son étendue, et indifféremment par tous les points de sa circonférence, sans en excepter même sa partie antérieure et moyenne, que ses rapports intimes avec le bas-fond de la vessie ont fait déjà choisir comme présentant une voie aussi courte que sûre pour parvenir dans la cavité de cet organe, dans les cas où le cathétérisme présente de trop grandes difficultés.

La partie déclive, ou la région inférieure de la vessie, qu'on connaît encore sous le nom de *fond* ou de *bas-fond*, étendue d'arrière en avant depuis la lame recto-vésicale du péritoine jusqu'à la naissance de l'urètre, se continuant sur les côtés avec les régions latérales de l'organe, sans qu'aucune ligne de démarcation bien tranchée puisse servir à l'en séparer, et mesurée par des dimensions presque égales dans tous les sens, est unie par des adhérences solides aux uretères, aux conduits déférens, et aux vésicules séminales, qui, la parcourant obliquement d'arrière en avant, et de dehors en dedans, la divisent ainsi en trois surfaces, dont deux sont latérales, convexes, plus larges en devant qu'en arrière, placées en dehors des vésicules, et correspondent à un tissu cellulaire abondant et graisseux, qui les sépare des releveurs de l'anus; tandis que la troisième, moyenne, placée entre les deux réservoirs spermatiques, triangulaire, ayant une base tournée en arrière qui correspond au péritoine, et un sommet tourné en avant qui correspond à la prostate, est immédiatement appliquée sur la portion moyenne du rectum, dont elle suit exactement la courbure jusqu'à la glande. Là, elle s'en sépare pour se diriger obliquement d'arrière en avant, et un peu de bas en haut, jusqu'au col de la vessie, où elle se confond avec la naissance du canal de l'urètre, que nous pouvons en quelque sorte considérer comme en étant la continuation. Celui-ci, dont l'origine, embrassée par la prostate, et confondue avec le col de la vessie, n'est pas à beaucoup près aussi voisine qu'on paraît l'avoir cru jusqu'ici de la symphyse du pubis (puisque, placée sur une ligne qui s'étendrait de la partie inférieure de cette symphyse au sommet du coccix, elle en est distante d'environ deux pouces), traverse d'abord la prostate en se rapprochant un peu du rectum; puis, devenu libre, il se porte de suite vers la racine de la verge en s'engageant au-dessous de l'arcade pubienne, dont il reste éloigné d'environ quinze lignes; en même temps il s'éloigne de l'intestin, avec lequel il forme un angle ouvert du côté du périnée. La peau de cette région et le prolongement antérieur du sphincter en bas, le canal de l'urètre en avant, et la dernière portion du rectum garnie par ce même sphincter en arrière, forment les trois côtés d'un espace triangulaire rempli par du tissu cellulaire graisseux, dont la base répond au raphé, et au sommet duquel se trouve la prostate.

Si, prenant pour point de départ la cavité du rectum, on examine dans l'ordre où elles se présentent, et en suivant la ligne médiane du corps, les parties placées au-devant de l'intestin, on trouve, 1.° en partant de la portion moyenne et en procédant obliquement d'arrière en avant et de bas en haut, la paroi antérieure de cette portion, une couche plus ou moins épaisse de tissu cellulaire lâche et contenant un lacis de petites veines, la paroi inférieure de la vessie et la cavité de cet organe ; 2.° en partant de la courbure que forme l'intestin au-dessous de cette région pour se diriger vers l'anus, et suivant une direction plus rapprochée de l'horizontale : la paroi antérieure du rectum, une couche de tissu cellulaire mince et serré, la prostate traversée par la partie du canal de l'urètre, dans laquelle on remarque la crète urétrale et les orifices des canaux éjaculateurs ; 3.° enfin, en partant de la portion la plus inférieure de l'intestin, et suivant une ligne horizontale d'arrière en avant : la paroi antérieure du rectum unie au sphincter, l'espace triangulaire dont nous avons parlé, et tout-à-fait en avant, le bulbe de l'urètre et la partie postérieure du bulbo-caverneux.

De quelque point qu'on procède et suivant cette direction, on ne trouve aucun vaisseau, si ce n'est les anastomoses capillaires destinées à faire communiquer le système vasculaire d'un côté avec celui du côté opposé.

ARTICLE II.

§. I.

Méthode pour arriver à la Vessie par son bas-fond.

Ces rapports étant bien constatés et bien connus, il me fut aisé de voir qu'en incisant le sphincter de l'anus, du rectum vers la racine de la verge, je mettrais à nu non-seulement la pointe de la prostate, mais encore une portion plus ou moins considérable de sa face inférieure, et qu'alors je serais maître de pénétrer dans la cavité de la vessie, ou par le col de cet organe, en traversant la prostate, ou par son bas-fond, en longeant sa partie postérieure. C'est cette seconde manière que je voulus essayer d'abord.

3

Je fis donc disposer un cadavre comme pour l'opération de la taille ordinaire , et, après avoir placé un cathéter, que je confiai à un aide , en lui recommandant de le tenir dans une direction parfaitement verticale , j'introduisis dans le rectum le doigt indicateur de la main gauche, dirigée dans le sens de la supination ; je glissai à plat sur la face palmaire de ce doigt la lame d'un bistouri ordinaire , et, après avoir tourné son tranchant en haut, j'incisai d'un seul coup, et dans la direction du raphé , le sphincter externe de l'anus et la partie la plus inférieure du rectum qu'il enveloppe. La face inférieure de la prostate se trouva à découvert ; alors je promenai le doigt le long de cette face jusqu'en arrière de la glande , et je reconnus facilement, à travers l'épaisseur peu considérable de parties que formaient le rectum et le bas – fond de la vessie adossés, le cathéter que l'aide avait toujours maintenu dans la même position ; je plongeai dans cet endroit, et en me dirigeant sur sa cannelure , la pointe de mon bistouri, et je fis une incision d'environ un pouce. L'urine qui sortit par la plaie que je venais de faire m'assura (comme d'ailleurs je n'en doutais pas) que j'étais arrivé jusque dans la vessie.

L'opération faite et le cadavre étant toujours maintenu dans la même position , l'inspection des parties m'offrit :

A la partie supérieure de l'anus, une plaie divisant le sphincter externe dans presque toute son épaisseur, et au fond de cette plaie une incision presque verticale, à travers laquelle je pouvais voir distinctement et facilement l'intérieur de la vessie ; au – dessous de cette plaie, l'anus largement ouvert, à cause de l'incision du sphincter.

La vessie, vue par l'intérieur, me présenta une incision commençant immédiatement derrière son col, et qui s'étendait, en suivant exactement la ligne médiane , jusqu'au milieu de l'espace qui sépare les orifices des uretères.

Les fibres du sphincter, la partie la plus basse du rectum, la partie la plus reculée de la prostate , et le bas-fond de la vessie, avaient été seuls intéressés.

§. II.

Cette méthode exposerait-elle à des accidens graves ?

Mais la partie la plus délicate de ma tâche n'était pas remplie ; j'avais à répondre à cette question importante : En opérant par ce procédé, ne s'exposerait-on pas à quelques accidens plus fâcheux que ceux qu'on a l'intention d'éviter ?

Si on ne considère que la nature des parties intéressées , il est incontestable qu'on ne saurait répondre que par la négative. En effet, les opérations de fistules stercorales qu'on pratique tous les jours suffisent certainement pour bannir les craintes que pourrait inspirer la section des fibres du sphincter, et l'opération de la taille elle-même rassure complètement sur les suites d'une plaie faite à la vessie ; et l'on ne voit pas comment une plaie du bas-fond ne guérirait pas aussi bien qu'une plaie de la partie latérale inférieure de cet organe.

Mais si les solutions de continuité de chacun de ces organes en particulier guérissent ordinairement, il pourrait n'en être pas de même de leurs lésions simultanées ; et nous sommes ici forcés de convenir que l'opiniâtreté avec laquelle les fistules recto - vésicales *spontanées* résistent à tous les moyens de l'art peut fournir une objection d'un grand poids contre la communication qu'on établirait entre l'extrémité inférieure du rectum et la vessie, en suivant la méthode dont nous venons de parler. Mais ne savons-nous pas qu'autant nous trouvons la nature rebelle quand nous voulons détruire une ouverture ou un trajet fistuleux qu'elle-même a formés , autant nous la trouvons puissante quand ses efforts tendent à oblitérer un canal artificiel pratiqué contre son gré ; et pouvons-nous penser que la communication recto-vésicale ne s'effacera pas par son seul bénéfice, quand nous la voyons tous les jours lutter avec tant d'avantages contre les routes artificielles que nous voulons établir, ou même quand nous voulons rendre aux conduits naturels le calibre qu'ils ont perdu ?

Et d'ailleurs il nous paraît évident que la communication même directe des cavités de ces deux organes n'a aucun inconvénient par elle-même, considérée comme servant de passage de l'un à l'autre, et que les malades guériraient très-bien si on pouvait réduire le rectum à l'état d'un canal qui ne donnât passage à rien. Nous rapporterons plus bas des observations à l'appui de cette assertion.

Or, le plus communément, après l'opération de la taille, les malades, préparés par des lavemens, et tenus à une diète sévère, restent pendant plusieurs jours sans aller à la selle, et pendant ce temps, qui peut être plus ou moins long, la plaie se guérira totalement, ou fera des progrès marqués vers la guérison.

Mais supposons le malade pris, immédiatement après l'opération, du besoin de rendre ses matières fécales ; ces matières passeront-elles du rectum dans la vessie ?

Nous pouvons répondre de deux manières à cette question : 1°. par le raisonnement ; 2.° par l'examen des faits pathologiques. Mais, comme le raisonnement est toujours sujet à errer, nous commencerons par l'énumération des considérations qu'il peut fournir, en ne les donnant toujours que pour ce qu'elles valent, l'observation des maladies devant nous fournir des preuves plus solides.

Ces considérations sont :

1.° Que la situation respective des deux ouvertures est telle, que les matières stercorales, pour approcher de la plaie de la vessie, doivent arriver en même temps au bord de l'ouverture de l'anus ; que, le sphincter étant coupé, elles n'ont plus rien qui les retienne, et que par conséquent elles ont plus de tendance à franchir l'orifice de l'anus qu'à remonter, contre leur propre poids, dans la cavité de la vessie.

2.º Que la direction de ces deux ouvertures est telle, que la plaie de la vessie vient obliquement en avant et en bas vers l'anus, à peu près comme le canal de l'urètre vient s'ouvrir dans la vulve chez la femme ; d'où il suit que les matières, pour arriver dans la vessie, seraient obligées de suivre un mouvement rétrograde que rien ne tend à leur imprimer.

3.º Que l'instant où les matières fécales tendraient à s'introduire dans la vessie est précisément le moment de l'excrétion où les releveurs de l'anus, le rectum et la vessie se contractant simultanément, celle-ci est moins que jamais disposée à admettre un corps étranger dans sa cavité.

4.º Que dans tous les cas d'excrétion de matières fécales, la membrane interne du rectum, plus lâche que les autres, forme une espèce de bourrelet qui précède les matières à leur sortie de l'anus.

Ce bourrelet n'est-il pas suffisant pour boucher en partie la plaie, et gêner au moins beaucoup l'introduction des matières dans la vessie ?

5.º Qu'il est assez facile d'opérer de manière à prolonger l'incision davantage du côté de la vessie que du côté du rectum ; de sorte que celui-ci formerait une espèce de valvule qui, permettant aux urines de s'écouler, s'opposerait presque certainement au passage des matières.

6.º Qu'en supposant même qu'une petite quantité de ces matières pénétrât dans la vessie, elles seraient bientôt délayées et entraînées par les urines, etc., etc., etc.

Mais c'était surtout dans l'étude des cas pathologiques analogues que nous devions chercher les moyens d'éclairer la question et de la résoudre ; ils prouvent, comme nous allons le voir, 1.º que les plaies du bas-fond de la vessie guériraient très-bien, si le rectum ne contenait pas de matières fécales ; 2.º que les ouvertures, *par cause externe* de la paroi antérieure du rectum peuvent aussi se cicatriser complètement, sans que les malades conservent de fistules ; 3.° que le séjour prolongé des matières fécales dans la vessie, bien qu'occasionnant des accidens graves, n'entraîne pas cependant la mort d'une manière prompte, et par l'effet d'une inflammation gangréneuse violente ; 4.° que des plaies (toujours par cause externe) faisant communiquer la cavité de la vessie avec celle du rectum, peuvent très-bien guérir sans laisser aux malades aucune infirmité.

Observations qui prouvent que les plaies du bas-fond de la vessie guériraient, si le rectum ne contenait rien.

Si nous supposons la cavité du rectum parfaitement vide, nous mettrons chez l'homme cet organe, considéré par rapport à la vessie, dans les mêmes conditions que le vagin chez la femme : or, nous possédons un bon nombre d'observations d'opérations de taille pratiquées à travers la paroi de ce canal, et qui toutes ont été couronnées du succès. Ainsi :

En 1590, *Rosset* (1) incise sur une femme le bas-fond de la vessie, déprimé par le poids de onze calculs, au point de former au-dehors de la vulve la partie la plus considérable d'une tumeur égale au volume des deux poings, et dans laquelle le vagin et une portion de la matrice se trouvaient entraînés. La malade guérit promptement ; elle avait 66 ans.

En 1598, *Fabrice dèHilden* (2), appelé auprès d'une femme qui ressentait depuis deux ans les douleurs de la pierre, et cherchant probablement, au moyen du toucher, à s'assurer de son volume, reconnaît à nu le corps étranger faisant saillie dans le vagin, agrandit l'ouverture fistuleuse qu'il avait produite, et l'extrait par ce canal, quoi-

---

(1) ΥΣΤΕΡΟΤΟΜΟΤΟΚΙΑΣ, p. 257, Histor. secund.
(2) *Fab. Hildani*, Observ., cent. 1, obs. 68.

qu'il eût le volume d'un œuf de poule, sans efforts, sans hémorrhagie et sans douleurs très-vives. L'opération eut les suites
les plus heureuses.

En 1681, *Ruysch* (1), en touchant avec soin une tumeur que
portait une femme octogénaire, et qui était formée par une chute
de matrice avec renversement du vagin, reconnaît une crépita-
tion analogue à celle que produiraient de petites pierres glissant
les unes contre les autres : il pratique une incision longitudinale,
et retire quarante-deux calculs ; l'écoulement de l'urine et des
liquides injectés par l'urètre, et qui ressortent par la plaie, lui
prouve qu'il a pénétré dans la cavité de la vessie. La femme
guérit promptement, et se trouva ainsi débarrassée de douleurs
presque intolérables qui la tourmentaient depuis long-temps.

Enfin, de nos jours, plusieurs chirurgiens habiles, et notam-
ment M. *Flauber*, chirurgien d'un des hôpitaux de Rouen, suivant le conseil qu'en avaient donné *Méry* (2), *Louis* (3) et M.
Dupuytren (4), ont pratiqué plusieurs fois et avec succès la taille
par le vagin.

Comme toutes ces observations sont connues, ayant été envoyées
par leurs auteurs à diverses sociétés médicales, j'en rapporterai deux
qui, je crois, n'ont point été publiées ; elles sont de M. *Clémot*,
un des chirurgiens de l'hôpital de Rochefort, qui les a envoyées
à M. *Dupuytren*. C'est l'auteur qui parle.

Deux opérations de Taille vaginale.

« Au mois de mars 1814, une fille de Vandré, bourg près
Rochefort, âgée de vingt-quatre ans, me fut adressée par M. *Gui-
gnard*, chirurgien à Surgère, pour être délivrée d'une pierre dans

---

(1) *Frederici Ruyschii* Observationes anatomico-chirurgicæ, obs. 1.
(2) *Mery*, Observations sur la manière de tailler, chap. 4.
(3) *Louis*, Mémoire sur la taille des femmes.
(4) Loco cit.

la vessie, dont elle avait senti les premières atteintes il y avait à peu près six ans. On la trouvait facilement avec la sonde, et le doigt, porté dans le vagin, la sentait au travers la cloison vésico-vaginale, et pouvait la faire supposer de la grosseur d'un œuf de cane.

« Si les praticiens en sont venus à peu varier sur la manière d'opérer chez les hommes, il n'en est pas de même pour les femmes. Le peu de longueur du canal de l'urètre, l'espace très-étroit qui l'environne à la partie supérieure du vagin, laissent encore incertain sur la dilatation de ce canal, sa section supérieure, des deux côtés, ou latérale gauche.

« Si l'on veut employer l'appareil latéral, le vagin force de trop approcher de la branche de l'ischion et de l'artère honteuse; il est exposé lui-même à être percé en différens endroits, comme cela est arrivé quelquefois. La section supérieure ne donne pas assez d'espace, et donne lieu à des dépressions, si la pierre est grosse. Cet inconvénient grave, auquel l'on n'a peut-être pas assez pensé, est commun aux instrumens qui coupent des deux côtés. L'urètre étant placé à la partie supérieure d'un triangle, la section qu'il éprouve, ou les déchirures étant transversales, la rétraction immédiate des parties tend à les rapprocher du centre du triangle, dont les côtés sont fixes et osseux, et par conséquent à les éloigner de celles auxquelles elles doivent s'affronter, pour laisser après la guérison les organes dans l'état d'intégrité nécessaire à leur fonction.

« Aussi l'incontinence d'urine, fréquente après toutes ces méthodes dans lesquelles la section du canal de l'urètre est inutile pour le passage de la pierre, a-t-elle conduit plusieurs opérateurs à leur préférer le haut appareil, toujours difficile et dangereux, et quelquefois impraticable.

« Appliquant ces raisonnemens à l'opération que j'avais à faire, ma première détermination fut pour la méthode de *Celse*, plus appropriée aux femmes qu'aux hommes, par la moindre épaisseur

des parties à couper, et la facilité plus grande d'introduire les
doigts dans des parties dont l'extension, quelle qu'elle soit, est toujours au-dessous de celle pour laquelle elles sont destinées, et qui ne
peut nuire en aucune manière à leurs fonctions ultérieures, ce
qui n'existe pas pour les hommes. Si l'on admet dans la pratique
la dilatation de l'anus et de l'urètre, l'on ne peut donner que des
raisons peu valables et spécieuses contre celle du vagin, lorsqu'il s'agit d'une maladie aussi grave que celle de la pierre.

« Ce qui m'arrêtait le plus était la crainte élevée par quelques
praticiens contre les fistules urinaires dans le vagin ; mais ces maladies ayant ordinairement leur cause dans le canal de l'urètre,
les femmes doivent y être et y sont effectivement peu sujettes.
La difficulté de guérir les fistules stercorales, suite de l'opération
de la taille chez les hommes, ne vient que du passage continuel
des excrémens, et ne peut être appliquée aux fistules urinaires
dans le vagin. L'épaisseur de ce conduit, jointe à celle des parois
de la vessie et du tissu cellulaire intermédiaire, me parurent
devoir fournir une assez ample surface et assez d'inflammation
pour une cicatrisation parfaite. J'avais par-devers moi l'exemple
d'une femme qui avait joui de ce bienfait après avoir rendu spon-
tanément deux pierres par l'érosion de ces parties. D'après ces
raisonnemens, je me déterminai à faire mon opération dans le
vagin.

« Fixé sur ce point, il ne me restait plus qu'à le faire sur le
procédé. J'ai déjà dit que j'avais pensé à celui de *Celse*, par lequel mon intention était de porter les deux premiers doigts de la
main gauche dans le vagin, à la partie supérieure de la pierre,
pour lui faire faire saillie en dehors. J'aurais, avec le dos de la
même main, déprimé fortement la fourchette, de manière à me
faire un jour dans le vagin, et à me permettre de couper entre
mes doigts jusqu'à la pierre, que j'eusse extraite en continuant
de la pousser, ou la tirant à l'aide de tenettes ou d'un levier.

« Mais, sachant par expérience que les combinaisons qui pa-

4

raissent les plus justes avant une opération sont souvent contra-
riées dans leur application, et que le mérite du chirurgien consiste à varier ses moyens selon les obstacles qu'il rencontre, je
m'étais muni, au cas de besoin, des instrumens nécessaires à
un autre procédé, que j'employai devant mes confrères, MM. *La-
lanne*, *Repeq*, et plusieurs autres chirurgiens de la marine.

« La malade était placée comme à l'ordinaire, je ne pus atteindre
la partie supérieure de la pierre ni la faire changer de position
de manière à la tirer en dehors, comme je l'avais espéré. Alors
je portai dans la vessie, par le canal de l'urètre, un cathéter sans
cul-de-sac, dont je m'étais muni. Je portai dans le vagin un
gorgeret en bois, usité dans les opérations de fistule à l'anus. J'ap-
puyai ces deux instrumens l'un sur l'autre au travers des parois
de la vessie et du vagin, en leur faisant faire un angle à la hauteur où j'avais l'intention de finir mon incision dans le vagin.
Abandonnant le cathéter à un aide, je saisis moi-même avec la
main gauche le manche du gorgeret, avec lequel, déprimant la
fourchette, je me fis jour dans le vagin de manière à en voir la
partie antérieure retenue et fixée par le cathéter.

« Alors tenant de la main libre un bistouri droit, je le portai
comme une plume à écrire dans la cannelure du cathéter, à travers
les parois du vagin et de la vessie, que j'ouvris dans son col,
derrière le canal de l'urètre, que je laissai intact. Je retirai le gorgeret, je portai mon doigt dans la plaie, afin de connaître son
étendue et la grosseur de la pierre ; je retirai le cathéter, je substituai des tenettes à mon doigt, avec lesquelles je fis tomber la
pierre dans le vagin, d'où, éprouvant quelques difficultés, je la
fis sortir avec une curette en forme de levier.

« Les suites de l'opération ne furent troublées que par une
colique que la malade éprouva le huitième jour, et que j'attri-
buai à la sortie d'une petite quantité de sang que je crus menstruel :
elle n'eut de fièvre en aucun temps. Le quinzième, elle commença
à sentir passer ses urines par le canal de l'urètre. Au bout d'un

mois, elle put les retenir quelque temps; et , quinze jours après, elle se rendit dans son pays où, malgré les travaux les plus rudes de la campagne , elle a acquis beaucoup de force et de fraîcheur, et la faculté de ne rendre ses urines que volontairement et à des intervalles très-éloignés.

« L'âge adulte de cette fille, la grosseur de la pierre, qui avait le volume d'un œuf de cane, les douleurs et les efforts qu'elle occasionnait sur le périnée, avaient disposé les parties favorablement à mon procédé opératoire ; de sorte que je laissais encore à l'expérience à prononcer sur son application dans des occasions moins favorables ; ce qui s'est présenté à moi au mois de novembre 1815. »

« Un propriétaire de Saint-Jean-d'Angely vint m'apporter à Saintes, où j'étais pour le jury de la cour d'assises , sa fille âgée de douze ans , atteinte d'une pierre dans la vessie. Je la trouvai avec la sonde. Voulant la chercher par le vagin, je n'y trouvai d'ouverture que pour l'extrémité du petit doigt, en l'introduisant avec précaution, et peu de douleur de la part de la petite fille : je sentis que l'hymen prêtait sans se rompre. Pensant à l'application de mon procédé opératoire, je substituai le doigt index à l'auriculaire, et trouvai le moyen de l'introduire encore sans rupture de l'hymen , et avec une légère incommodité seulement pour la malade. Je mesurai l'étendue du vagin, qui , comme on sait, ne répond nullement au resserrement de l'orifice ; le museau de tanche se trouvait à la longueur du doigt ; je vis donc la possibilité d'opérer encore par le même procédé qui m'avait si bien réussi. Je l'employai devant quelques-uns de mes confrères, MM. *Chaslon*, médecin de la marine, *Viaud* et *Foreau*, médecin de Saintes. Le cathéter sans cul-de-sac fut introduit dans la vessie, le gorgeret en bois bien graissé dans le vagin, quoique le repli antérieur de la fosse naviculaire s'élevât de manière à fermer presque le vagin, comme cela arrive chez les petites filles. Le gorgeret le fit étendre

facilement sans la blesser, et permit de voir la partie antérieure
du vagin, sur laquelle je fis mon incision. Comme je l'ai rap-
porté dans l'opération de la fille de Vandré, mon doigt porté dans
la vessie, et le cathéter retiré, je sentis facilement une pierre rugueuse de la grosseur d'une noix, que je retirai sans difficulté et
peu de douleur, après avoir substitué une tenette droite à une
courbe. Les suites furent cette fois encore plus heureuses que la
première; j'eus beaucoup de peine à tenir la petite fille à la diète
deux jours. Dès le cinquième, elle commença à sentir les urines
passer par le canal de l'urètre; le six et le septième, elle put
assez les retenir pour ne les rendre qu'à volonté et à de petits intervalles; le huitième, elle s'échappa pour assister dans son voisinage, pendant deux heures, aux séances de la cour d'assises,
pendant lesquelles elle ne fut incommodée, ni par l'humidité, ni
par le besoin de rendre ses urines; elle continua de sortir en
ville jusqu'au douzième jour de l'opération, qu'elle partit pour
son pays, où sa guérison n'a fait que s'affermir. *Sabatier* rapporte, dans sa Médecine opératoire, que *Tollet* enleva par le
vagin plusieurs pierres de la vessie entraînées dans une chute de
matrice, et que la malade guérit parfaitement : il ajoute que si,
dans ce genre d'opération, il n'y avait à craindre que les fistules
urinaires, on y remédierait facilement. Si ses craintes, sur lesquelles il ne s'exprime pas, viennent du danger de blesser la matrice, ou d'entrer dans la cavité abdominale, on sait que la facilité avec laquelle prête le tissu de la vessie ne met pas dans la
nécessité de porter très-haut l'incision, que l'on borne par la
jonction des deux instrumens. Dans le procédé que j'ai employé,
la partie postérieure du vagin et le rectum sont invariablement
défendu par le gorgeret. L'on n'a point à craindre d'ouvrir les
uretères ni de vaisseaux majeurs, l'incision de la vessie étant faite
sur la ligne médiane. *Sabatier* est-il arrêté par le scrupule de porter
le doigt dans le vagin? Mais il a dit plus haut, en parlant des
procédés de *Louis* et de *Flurent*, qu'il faut porter le doigt dans ce

(29

conduit pendant qu'on fait agir les lames latérales, pour en éloigner
sa paroi antérieure.

« S'il parle en faveur de la pudeur et de la virginité, ce sont
deux êtres moraux plutôt que physiques qui sortent victorieux
des épreuves de la douleur et de la nécessité qu'imposent la raison
et la religion, de porter remède à nos maux; ils sont aussi réels,
fixes et précieux dans le premier sens, qu'incertains, passagers
et futiles dans le second. »

Observation sur une ouverture par cause externe de la partie anté-
rieure du Rectum.

L'observation suivante est d'autant plus convenable à mon sujet,
qu'elle offre en même temps un exemple d'une guérison de fistule
vésico-vaginale.

J'ai vu la malade : mais comme je n'ai pas pris de notes par
moi-même, je copierai ici la relation qu'en a donnée M. *Breschet,*
dans le Dictionnaire des Sciences médicales.

« Il entra à l'Hôtel-Dieu une femme qu'une affection dè matrice
avait obligée à porter un pessaire en ivoire, dit *en bilboquet ;*
elle avait laissé très-long-temps ce pessaire sans le retirer : un
jour qu'elle voulait l'extraire, la grande tige, à laquelle viennent
se rendre les trois branches, se brisa. Cet instrument resta de la
sorte plusieurs années sans causer d'incommodités. Mais enfin,
la douleur survenant, la femme réclama les secours de l'art pour
l'extraction de ce corps. M. *Dupuytren* explora le vagin, et reconnut que les deux parties latérales du cercle étaient libres dans
le canal, mais que les deux autres, l'antérieure et la postérieure,
étaient engagées dans la membrane muqueuse, et ne pouvaient
être dégagées. Le doigt, porté dans le rectum, fit reconnaître une
petite partie du cercle à nu dans cet intestin ; et la sonde, introduite dans la vessie, apprit à l'opérateur qu'une autre partie faisait
saillie et était également à nu dans cet organe. Jamais cette femme

n'avait eu ni fistule urinaire ni fistule stercorale. Il paraît que la communication de ce corps étranger du vagin dans le rectum et dans la vessie était faite par une espèce d'usure des membranes, mais d'une manière très-lente. Le procédé opératoire présentait les plus grandes difficultés : mais tout devient facile pour celui qui a le génie de son art. M. *Dupuytren* essaya d'abord de scier le cercle dans le rectum ; il ne put y parvenir : alors, à l'aide d'une pince très-solide, qu'il fit construire, et dont chaque mors offrait un tranchant mousse venant se rencontrer, il brisa le cercle dans le rectum et dans le vagin, et, par l'une et l'autre de ces cavités, il arracha les deux parties du corps étranger circulaire, qui présentait trois espèces de dents, restes des branches par lesquelles l'anneau était supporté. Cette femme guérit sans conserver aucune incommodité. »

Observation sur les effets du séjour des matières fécales dans la cavité de la Vessie.

Cette observation a été communiquée par M. *Joffrion*, médecin à Fontenay, à M. *Dupuytren*, qui a bien voulu me permettre d'en faire usage. C'est encore l'auteur qui parle :

« Défunte dame Dupoutreau, âgée de soixante et quelques années, fut le sujet d'une maladie qui consistait dans le passage des excrémens par la vessie, à l'occasion de l'union de l'iléon avec ce réservoir, et d'une ulcération de ces deux parties.

« Madame Dupoutreau ne se plaignit jamais de douleur sur les intestins, qui fit présager l'inflammation notable de ce conduit. Il faut donc que l'union non naturelle de l'iléon avec la vessie ait été produite par une inflammation latente, que la malade aura confondue avec les douleurs nerveuses hypochondriaques dont elle fut tourmentée toute sa vie. Le ténesme vésical dont elle souffrit horriblement pendant les deux dernières années fut l'occasion de la formation d'un conseil médical dont je fis partie, sans être le médecin ordinaire de la malade. L'odeur de matières fécales, la prétendue constipation de madame Dupoutreau, le tenesme vésical dont elle se plaignit vivement, nous conduisit au conseil de faire sonder la malade. Un grain de raisin introduit dans l'un des yeux de la sonde fortifia mes soupçons ; en décantant l'urine du pot de chambre, il nous fut aisé de reconnaître les matières fécales précipitées au fond du pot, et qui troublaient la transparence de l'urine. Restait à déterminer le point de la vessie par lequel l'introduction des matières fécales s'opérait. La mort ayant terminé un reste de vie extrêmement malheureux, nous obtînmes, non sans difficulté, la permission des enfans pour faire l'inspection du cadavre ; et je procédai moi-même à son ouverture.

« Je trouvai sans peine ce que nous cherchions ; l'iléon adhérait *au sommet* de la vessie, dans la longueur d'un pouce et demi, et à la distance de sept pouces de son insertion au cœcum. La vessie, rapetissée, était plongée dans le petit bassin, et entourée d'un tissu cellulaire extrêmement dense. Je crus devoir ouvrir la vessie et l'intestin dans les deux points opposés aux points de contact ; c'est-à-dire, la vessie près de son col, et l'intestin dans sa petite courbure ; car c'était par la grande qu'il adhérait à la vessie. Nous vîmes alors une ulcération large au total comme un petit écu, et séparée en deux par une bride. Il y avait donc des raisons suffisantes pour expliquer le non-passage des excrémens par l'anus, puisque, arrivés dans l'iléon, ils s'échappaient par la vessie sans entrer dans le cœcum et autres gros intestins. Voici tout ce que j'ai pu recueillir de particulier sur une maladie très-rare, etc. »

S'il faut un séjour prolongé pendant plusieurs années des matières fécales dans la vessie pour amener la mort, quels inconvéniens peuvent résulter de la présence momentanée de quelques portions de ces matières qui, délayées par les urines, seraient bientôt entraînées au-dehors ?

Observations de plaies d'armes à feu communiquant du bas-fond de la Vessie dans la cavité du Rectum.

On en trouve deux dans l'ouvrage de M. le baron *Larrey* (1). Je vais copier le passage qui les rapporte.

« Les plaies de la vessie ont eu, en général, une terminaison heureuse. L'histoire la plus remarquable est celle de François Chaumette, chasseur à cheval du 22.ᶜ régiment, blessé à la bataille du Tabor. La balle traversa le bassin, de l'hypogastre à un travers de doigt du pubis, au point de la fesse gauche qui répond à l'échancrure sciatique. La direction de la blessure et l'issue des matières stercorales et urinaires par les deux plaies m'assuraient de la lésion de la vessie et de celle de l'intestin rectum . . . . A l'époque de la suppuration, ce malade éprouva de la fièvre ; à la chute des escharres, les matières coulèrent en abondance. La sonde, introduite dans la vessie, prévint l'infiltration de l'urine, et facilita ainsi l'adhérence des lèvres de la plaie de ce viscère, qui se cicatrisa la première. Ce malade fut parfaitement guéri à son retour au Caire.

« Je citerai encore l'observation du nommé Dacio, âgé d'environ 27 ans, caporal dans la 9.ᶜ demi-brigade de ligne, blessé d'un coup de feu au onzième assaut d'Acre. La balle passa de la fesse droite près de la tubérosité sciatique dans le bassin, où elle traversa le bas-fond de la vessie. L'intestin rectum fut lesé, et la bale se fit jour au périnée, dans la région où se pratique l'opération de la taille : elle se contourna à droite en devant, s'engagea dans une portion du triceps fémoral, et sortit dans l'aine

____

(1) Mémoires de Chirurgie militaire, et Campagnes de *D. J. Larrey*, t. 2, p. 162.

droite, près de l'arcade crurale, et au côté interne des vaisseaux cruraux, qui heureusement ne furent point touchés.

« Le passage subit de l'urine par les plaies inférieures, et l'expulsion involontaire des excrémens, déterminée par la rupture du sphincter de l'anus, me firent connaître la lésion des organes que j'ai désignés. Les douleurs étaient vives, le blessé inquiet, agité, et dans un état de ténesme insupportable. La fièvre s'alluma dès les premières vingt-quatre heures, et fut assez intense jusqu'à la chute des escharres.

« Ce militaire ayant été porté à mon ambulance, je lui donnai les premiers soins, et je continuai d'en diriger le traitement jusqu'à la guérison.

« D'abord, je débridai profondément les plaies extérieures, et le premier je passai une sonde de gomme élastique pour prévenir l'épanchement de l'urine ; je fis placer une tente enduite de cérat dans le rectum, je prescrivis des lavemens et un régime rafraîchissans. Les premiers temps furent orageux ; à la chute des escharres, qui se fit du neuvième au douzième jour, les accidens se calmèrent : il passait peu d'urine par les blessures, et rarement des matières stercorales. La plaie de la fesse fut guérie la première, ensuite celle de l'aine ; mais je n'obtins la cicatrisation de celle du périnée qu'après six semaines d'un traitement suivi, dirigé par moi, et confié aux soins particuliers de mon élève, M. *Zinck*. Cette cure fut complète, et il n'y eut point d'incontinence d'excrémens ni d'urine.

Ces deux observations, comparées l'une à l'autre, donnent lieu à une importante remarque. Chez le premier blessé, où le sphincter avait été respecté, les matières stercorales et urinaires sortaient par les deux plaies : chez le second, où ce muscle avait été déchiré, l'auteur, après avoir parlé seulement du passage des urines par *les plaies inférieures*, et de l'excrétion involontaire des matières fécales, dit plus bas : « Il passait peu d'urine par les blessures, et *rarement* des matières stercorales. » Il ne dit nulle part que ces matières aient pénétré dans la vessie. M. *Dupuytren* a vu en 1814 deux cas semblables, et qui tous deux ont été amenés à une guérison complète.

§. I I I.

Avantages.

S'il n'est pas prouvé que cette méthode, qui consiste essentiellement dans une incision du sphincter, de la partie antérieure et inférieure du rectum et du bas-fond de la vessie, ait de graves inconvéniens, il est au contraire incontestable qu'elle aurait sur les autres de grands avantages.

1.° Facilité et promptitude dans l'exécution, qui sont telles que deux traits de bistouri suffisent ordinairement pour pratiquer l'opération.

2.° Le peu de danger qui accompagne la lésion des parties intéressées.

3.° Le peu de profondeur de la plaie, qui permet de voir jusque dans la cavité de la vessie; d'où résulte plus de facilité pour l'extraction des calculs, moins de dangers consécutifs pour la vessie et le péritoine.

4.° La certitude d'éviter l'hémorrhagie, aucun vaisseau considérable ne se trouvant sur la ligne médiane, et d'ailleurs la plaie présentant toutes les facilités pour y appliquer des ligatures.

5.° La certitude d'éviter les incontinences d'urine et les inflammations de la prostate, cette glande et le col de la vessie étant ménagés.

6.° La possibilité d'extraire les pierres les plus volumineuses par la partie la plus large du détroit inférieur du bassin.

ARTICLE III.

§. I.

Procédé opératoire pour pénétrer par le col de la Vessie.

Le sphincter étant incisé, une seconde route se présente pour conduire à la vessie ; c'est celle qui mène à sa cavité par son col.

Si, au lieu de commencer la seconde incision en arrière de la prostate, on la commence au-dessous ou au-devant de cette glande, le bistouri étant dirigé vers la cannelure du cathéter , on divisera sur la ligne médiane la prostate , la portion prostatique du canal de l'urètre et le col de la vessie, auquel on pourra à volonté faire une incision de douze à quinze lignes, sans toucher de nouveau au rectum ; c'est-à-dire qu'on incisera toutes les parties qui se trouvaient déchirées par la méthode de *Marianus-Sanctus*, sans toucher à celles qu'il incisait.

C'est donc , en *divisant par l'instrument tranchant* les parties *sur la ligne médiane*, réunir les avantages de l'appareil latéral à ceux du grand appareil , en évitant leurs inconvéniens les plus fâcheux ; car on reste toujours exposé à ceux qui résultent de la section du col de la vessie.

C'est surtout dans ce cas qu'il est nécessaire que l'aide chargé du cathéter le maintienne dans une situation parfaitement verticale : sans cette précaution , on s'exposerait à blesser un des canaux éjaculateurs , lésion qui , au reste , paraît peu grave ; car, en réfléchissant un peu à leur direction , on se convaincra facilement que l'un deux (le gauche) doit être assez souvent intéressé dans la taille par l'appareil latéral, sans cependant qu'il paraisse en résulter aucune suite fâcheuse. D'ailleurs, ce que j'avance ici est conforme à l'opinion de plusieurs praticiens distingués de la capitale.

Au reste, même facilité que par le premier procédé, et mêmes avantages pour éviter l'hémorrhagie et la piqûre du rectum, puisqu'on l'a constamment sous les yeux et sous la main.

§. II.

Examen.

Tout semble ici approuvé par l'expérience, et les faits pathologiques viennent pour ainsi dire en foule à l'appui de cette assertion. 1.º La section du col de la vessie et de la prostate dans la taille par l'appareil latéral, celle du sphincter, dans l'opération de la fistule à l'anus, se reproduisent tous les jours sans que les malades restent pour cela atteints d'infirmités graves ou dégoûtantes.

2.º Ne sait-on pas que, quand le rectum a été blessé dans l'opération de la taille ordinaire, il ne reste souvent d'autre parti à prendre, pour éviter une fistule incurable, que d'inciser toutes les parties comprises entre la piqûre et l'extérieur, et que ce moyen, employé plusieurs fois par *Desault* (1), n'a jamais manqué de réussir ?

J'ai plusieurs fois entendu rapporter à M. *Dupuytren*, qui avait assisté à l'opération, que M. le comte *A.....* ayant été taillé il y a quelques années, on ne tarda pas à s'apercevoir que des matières fécales délayées et des gaz stercoraux sortaient par la plaie, et que, par conséquent, l'intestin rectum avait été blessé pendant l'opération. L'opérateur, décidé par ses confrères, incisa toutes les parties comprises entre le rectum et la plaie de l'opération jusqu'à la hauteur de la piqûre faite à l'urètre, et le malade guérit très-bien.

---

(1) OEuvres chirurgicales de *Desault*, par *Bichat*.

*Observations de tailles pratiquées par le Rectum, et en pénétrant
dans la Vessie par son col, suivies de succès.*

Enfin, j'ajouterai, pour dernière preuve, que cette opération,
modifiée seulement dans la manière d'inciser le col de la vessie
et la prostate (1), a été employée dernièrement et avec succès par
M. *Dupuytren*, comme on le verra dans les observations sui-
vantes :

M. R........, limonadier-restaurateur, d'un tempérament san-
guin et lymphatique, et d'une forte constitution, étant parvenu à
l'âge de 36 à 40 ans sans avoir jamais éprouvé aucune maladie
grave, s'aperçut, à peu près à cette époque, qu'il avait con-
tracté l'habitude d'uriner plus souvent que ne le fait le commun
des hommes. Cette incommodité n'étant accompagnée d'aucune
douleur, le malade y fit d'abord peu d'attention, et continua
de vaquer à ses occupations et à ses travaux pendant plusieurs
années ; mais les envies d'uriner devinrent tellement fréquentes,
que déjà il avait été obligé, par des motifs de pudeur, de cesser
de sortir en compagnie ; lorsqu'il fut pris pour la première fois
d'une violente douleur dans la région des reins (il avait alors
45 ans). Cette douleur vive, profonde, avec fièvre et soif, qui
l'obligea de garder le lit, et qui, suivant son expression, faisait
le tour des flancs, se dissipa au bout de sept à huit jours, et se ma-
nifesta de nouveau cinq à six fois dans l'année suivante, ainsi que
dans le courant des huit autres qui précédèrent la première opération qu'on lui fit, en présentant toujours les mêmes caractères
et la même intensité.

Cependant les envies d'uriner devinrent de plus en plus fréquentes ; une douleur profonde, qui se propageait jusqu'à l'extré-

---

(1) Cette modification étant de M. *Dupuytren*, il ne m'appartient pas de la
faire connaître.

mité de la verge , se fit sentir dans la région de la vessie ; l'excrétion de l'urine devint difficile : quelquefois ce n'était qu'a-
près de longs et pénibles efforts que le malade parvenait à en
rendre quelques gouttes ; d'autres fois, le jet partant avec rapi-
dité à la première impulsion, était tout à coup interrompu , et
ce n'était que par de nouveaux efforts, et par des mouvemens
considérables de la part du malade , que le cours du liquide parvenait à se rétablir. Dans tous les cas, après l'émission volontaire
et par jets, il rendait involontairement, et goutte à goutte, une
certaine quantité d'urine glaireuse, qui tachait son linge et ses
vêtemens. Aux efforts pour uriner se joignirent bientôt des envies aussi fréquentes d'aller à la selle , qui provoquèrent la formation de tumeurs hémorrhoïdaires , et qui amenèrent la chute
du rectum.

Enfin , les douleurs devenant de plus en plus vives, le malade
éprouva de la gêne, puis de la difficulté dans la marche ; bientôt
il fut obligé de rester, assis d'abord , puis ensuite de garder
le lit.

Il avait alors le sentiment distinct d'un corps pesant qui rou-
lait dans l'intérieur de la vessie toutes les fois qu'il changeait
de position , et d'où provenaient tous les accidens qu'il éprouvait.

Ce n'est qu'à cette époque , et après avoir mis en usage beaucoup de moyens que l'ignorance lui prescrivait, et que la cré-
dulité lui faisait essayer, qu'il se décida à consulter un chirurgien instruit et habile.

Il y avait quinze ans que les accidens avaient commencé , neuf
ans que les premières douleurs de reins avaient paru, et six mois
que les souffrances étaient pour ainsi dire devenues intolérables ;
aussi la constitution du sujet était-elle altérée ; son embonpoint,
qui auparavant était considérable , était diminué de beaucoup ;
lui-même était devenu lourd et paresseux ; mais il désirait ar-
demment être débarrassé de son mal, à quelque prix que ce fût.

Le chirurgien qu'il alla consulter, l'ayant sondé, reconnut la pierre, et proposa l'opération, qu'il fit après avoir préparé le malade par la diète, par des bains et par des purgatifs.

L'incision extérieure, comme on en peut juger par la cicatrice, fut commencée six à sept lignes seulement en avant de l'anus, et dirigée presque transversalement sur la tubérosité de l'ischion.

C'est tout ce qu'on peut savoir sur le manuel de cette opération, qui, au reste, fut courte et exempte d'hémorrhagie. On retira une pierre ovale, aplatie, longue de deux pouces, large de dix-huit lignes, épaisse d'un pouce à son centre, d'un jaune rougeâtre, légèrement rugueuse, et pour ainsi dire chagrinée à l'extérieur, pesant une once lors de son extraction, et présentant à son centre un noyau dur et compacte, de la grosseur et de la forme d'une très-forte amande.

Le malade, remis dans son lit, n'éprouva d'autre accident qu'un sentiment de chaleur âcre dans la région de l'anus, et vers la racine de la verge ; incommodité qu'il attribuait aux suites nécessaires d'une opération aussi grave que celle qu'il venait de subir.

Ce ne fut que quinze jours après, et au moment où la plaie faisant des progrès vers la guérison, que les urines recommencèrent à prendre leurs cours ordinaire, que lui, malade, et, à ce qu'il croit, les chirurgiens s'aperçurent que non-seulement les urines, mais encore des gaz stercoraux et des matières fécales délayées, passaient par le canal de l'urètre. Chaque fois que cet accident arrivait, il était accompagné de douleurs et de cuissons très-vives vers l'anus, et vers la racine de la verge ; en même temps, des efforts involontaires expulsaient par les selles une certaine quantité d'urine.

Des tampons de charpie furent introduits dans la plaie, et une sonde de gomme élastique fut fixée à demeure dans le canal de l'urètre ; mais on supprima toute espèce de pansement au bout de huit à dix jours, et on abandonna le soin de la guérison à la nature.

Enfin, six semaines après, le malade guérit de la plaie extérieure, après avoir été passer quelques jours à la campagne, urinant assez régulièrement toutes les deux heures, et chaque fois étant obligé de rendre par l'anus une petite quantité d'urine, laissant échapper presque continuellement des vents bruyans par la verge, mais n'éprouvant de douleurs vives que quand quelques portions de matières fécales s'engageaient dans le canal de l'urètre ; accident qui n'arrivait jamais qu'à l'occasion de quelque effort violent, et qui cessait aussitôt que des efforts plus violens encore avaient déterminé un flot d'urine assez considérable pour balayer le canal ; le malade, accoutumé à son état, avait repris ses occupations, et s'estimait encore heureux d'être débarrassé des douleurs beaucoup plus vives qu'il avait éprouvées. Mais ce calme ne devait durer que peu de temps. Six mois après, il fut atteint de nouveau des douleurs de la pierre ; seulement il n'eut pas de douleurs de reins, et il ne sentait pas aussi distinctement que la première fois le corps étranger se déplacer dans la cavité de la vessie,

Deux ans et demi se passèrent dans cet état de souffrance ; mais enfin, en proie à des douleurs insupportables, tourmenté par la fréquence des envies d'uriner, par les efforts continuels pour aller à la garde-robe, rendant à chaque instant des matières fécales par les voies urinaires, affaibli par un dévoiement séreux, résultat de la présence presque constante de l'urine dans le gros intestin ; ne pouvant plus ni marcher ni s'asseoir, et forcé de garder le lit, il eut de nouveau recours à son chirurgien, qui lui fit une seconde opération, trois ans après la première.

Cette fois l'incision fut faite un peu plus en avant, commencée à huit à neuf lignes de l'anus ; elle se dirigeait comme l'autre vers la tubérosité de l'ischion gauche.

On retira, non pas un calcul, mais une assez grande quantité d'une espèce de *magma* calculeux, mou et friable, d'un jaune rougeâtre, qu'on fut obligé d'extraire à plusieurs reprises au moyen d'une curette, et dont on entraîna la dernière portion par des injections d'eau tiède répétées plusieurs fois.

Le malade, remis dans son lit, n'éprouva pas plus de difficulté à guérir que la première fois. Au bout d'un mois, il reprit ses occupations, et, conservant son infirmité, mais résigné, il avait lieu d'espérer la continuation du seul bien-être dont il lui fût permis de jouir..... Huit mois s'étaient à peine écoulés, qu'il eut lieu de concevoir de nouvelles inquiétudes. Des douleurs de reins se manifestèrent comme la première fois ; à ces douleurs succédèrent les symptômes d'une nouvelle récidive de la maladie, et bientôt il fut réduit à implorer pour la troisième fois les secours de l'art.

Il y a maintenant (1) quatorze mois qu'il a subi la seconde opération, et trois à quatre mois qu'il éprouve les symptômes d'une nouvelle pierre.

Je vais tâcher de décrire son état actuel. Il a maintenant cinquante-sept ans, sa constitution, quoique affaiblie par les souffrances qu'il éprouve depuis si long-temps, est encore bonne. En proie aux douleurs cruelles de la pierre et du catarrhe vésical, il éprouve encore celles qui résultent du passage de l'urine dans le rectum, et de celui des matières fécales dans le canal de l'urètre.

Les envies d'uriner sont si fréquentes, qu'elles reviennent régulièrement toutes les heures, et quelquefois plus souvent ; elles sont si pressantes, que le malade a à peine le temps de se lever pour courir à sa chaise percée. Le jet de l'urine part avec impétuosité, puis bientôt il s'arrête brusquement, et cela à diverses reprises : alors un sentiment de chaleur âcre et incommode se fait sentir dans le rectum ; des efforts involontaires analogues à ceux que l'on fait pour aller à la selle, mais plus violens et comme convulsifs, se déclarent ; des vents bruyans font irruption par la verge, des tumeurs hémorrhoïdales sortent ; la membrane interne

____

(1) C'est à cette époque que le malade vint trouver pour la première fois M. *Dupuytren*. Ayant recueilli alors ces notes, je donnerai l'observation telle que je l'avais commencée avant l'opération, et telle que je l'ai achevée pendant la cure.

6

du rectum se renverse, quelques gouttes d'urine sortent par le fondement, en même temps la verge se raccourcit, se courbe en bas, devient dure, et fait éprouver au malade des douleurs très-vives, qui ont leur siége dans ses deux extrémités. Au bout de quelques minutes, les efforts cessent, la membrane interne du rectum et les tumeurs hémorrhoïdaires rentrent peu à peu ; en même temps, la verge revient à son état naturel, les douleurs que le malade y éprouve, et qu'il soulage en la tiraillant fortement, se dissipent. Celles qu'il ressent dans la vessie sont plus long-temps à s'affaiblir ; en général, au bout d'une demi-heure, le calme est à peu près rétabli, mais il est de nouveau troublé un quart-d'heure après, de sorte que le malade a à peine un quart-d'heure d'un repos incomplet sur une heure de temps.

Quelquefois les efforts sont si considérables, qu'ils déterminent le passage par l'urètre d'une quantité assez considérable de matières fécales : alors les douleurs deviennent atroces, et les efforts d'expulsion sont des plus violens. On n'a d'autre moyen pour les soulager que des lavemens, qui, passant à la fois par l'anus et par l'urètre, entraînent ainsi toutes les matières et rétablissent le calme.

Lorsque le besoin d'aller à la selle se fait sentir, ce qui n'arrive en général qu'une fois sur vingt-quatre heures, si les matières sont liquides, tout se passe à peu près comme dans l'excrétion de l'urine ; mais lorsqu'elles sont dures et difficiles à expulser, les efforts les dirigeant vers l'ouverture de communication établie entre le rectum et le canal de l'urètre, une douleur très-violente se fait sentir à l'endroit qui correspond à la fistule, le sphincter irrité se contracte convulsivement, une lutte s'établit entre lui et les muscles expulseurs, les matières s'engagent dans l'urètre en même temps qu'elles sortent par l'anus, les douleurs deviennent intolérables, et ne cessent que quand des lavemens où les urines ont entraîné leur cause matérielle.

Outre les crises dont la répétition presque continuelle est occasionnée par la présence de la pierre dans la vessie , mais dont les phénomènes sont dus en grande partie au passage dés urines dans le rectum , et à celui des matières dans l'urètre , ce malheureux offre encore , comme on le pense bien , tous les signes rationnels et positifs de la pierre , et il a de plus tous les accidens qui caractérisent le catarrhe vésical , comme , par exemple , la chaleur et la douleur profonde derrière les pubis augmentées encore par la présence du calcul , les urines glaireuses , etc. , etc.

Cet état dure depuis quatre mois. Quand le malade se lève , les crises sont continuelles ; il n'a pissé le sang qu'une seule fois ; il n'a jamais éprouvé aucune douleur ni aucune rétraction du testicule. Les douleurs de reins n'ont paru qu'une fois , lors du renouvellement des derniers symptômes de calcul qu'il éprouve. Il attend avec impatience le jour d'une opération qui , peut-être , le délivrera de la triple cause des souffrances cruelles auxquelles il est livré depuis si long-temps.

Suite de l'Observation.

Ce malade , dans la situation presque intolérable que je viens de décrire , ayant fait demander M. *Dupuytren* quelque temps après que je l'avais prié de vouloir bien me donner son avis sur les procédés que j'ai fait connaître , l'occasion lui parut favorable pour mettre le dernier en usage. En effet , cette opération n'ayant pour inconvénient probable qu'une fistule ouverte dans le rectum , il est évident que cet homme qui en avait une , qu'on reconnaissait très-bien au moyen du doigt , à ses bords durs , calleux , et probablement cicatrisés , n'avait rien à perdre et tout à gagner ; car il était à la rigueur possible (quoique cela ne fût pas probable) que les bords de l'ouverture fistuleuse ne fussent pas cicatrisés ; et , dans ce cas , en comprenant celle-ci dans l'incision du sphincter et du rectum , le malade se serait trouvé , pour guérir , dans les mêmes conditions qu'un homme opéré de la fistule stercorale , ou mieux encore , qu'un malade opéré pour une piqûre du rectum après l'opération de la taille.

L'opération fut donc décidée et faite le 9 novembre 1815. La fistule fut comprise dans la première incision. Il ne s'écoula pas deux cuillerées de sang.

On fit promptement et facilement l'extraction d'un calcul du volume d'une forte noisette, et on fut à même de remarquer avec quelle facilité, les branches des tenettes ne trouvant aucun obstacle en arrière , on pouvait introduire et promener celles-ci dans la cavité de la vessie dans tous les sens , même dans celui de son axe , en longeant sa paroi antérieure.

Le premier jour , le malade, délivré, par le fait même de l'opération , de toute espèce de crise , passa la journée dans le calme le plus parfait ; le soir, sommeil ; les urines commencent à couler par la verge.

Dans la nuit du troisième au quatrième jour, les urines continuent de couler et en grande abondance par la verge ; le malade rend involontairement et sans s'en apercevoir quelques matières stercorales liquides par l'anus. : ni matière ni gaz par la verge.

Dans la nuit du quatrième au cinquième jour, plusieurs selles liquides ; les urines qui passent par la verge entraînent une petite quantité de matières stercorales délayées.

Le cinquième jour, le dévoiement continue. (On diminue de quantité les boissons du malade, et on le met à l'usage de l'eau de riz.)

Le sixième jour , le dévoiement a cessé ; les intervalles qui séparent chaque évacuation d'urine sont au moins d'une heure , et il en sort à peu près autant par la verge que par la plaie.

Le septième jour, on permet au malade des alimens.

Le neuvième jour , il est averti du besoin d'aller à la selle , et rend des matières molles et moulées. La plaie du sphincter commence à se cicatriser.

M. *Dupuytren* forme le projet de mettre une sonde dans la vessie ; mais les mesures de sûreté prises à l'occasion d'un grand procès, l'empêchent pendant quatre jours consécutifs de pénétrer jusqu'au malade.

Le douzième jour, il ne passe plus qu'une très-petite quantité d'urine par la plaie. Le malade sent distinctement le besoin d'uriner, besoin qui ne se renouvelle au plus que toutes les trois heures.

Dans la nuit du douzième au treizième jour, pour éprouver jusqu'à quel point il est maître de se retenir, il lutte pendant une demi-heure contre le besoin d'uriner ; sa vessie irritée se contracte fortement, l'urine se fait jour par la plaie, et dès ce moment elle recommence à couler beaucoup plus abondamment que par la verge.

Le quinzième jour, le malade va à la selle et rend sans douleur des matières par la verge. M. *Dupuytren* plaça une sonde de gomme élastique dans la vessie, et je pansai le malade avec des mèches de charpie enduite de cérat, afin d'isoler la communication fistuleuse, et de m'opposer à la cicatrisation du sphincter, qui était très-avancée. Depuis cette époque, les urines passèrent en totalité par la sonde ; quelquefois cependant une petite quantité s'échappait entre celle-ci et le canal, sans que pour cela il en passât par la fistule. D'autres fois aussi, mais beaucoup plus rarement, et toujours à l'occasion de quelque effort de la part du malade, les matières fécales elles-mêmes se firent jour par la fistule, et sortirent en-dehors par l'extrémité de la verge, en coulant aussi le long de la sonde entre celle-ci et l'urètre.

La première sonde fut remplacée par d'autres successivement plus grosses.

Au vingt-cinquième jour, le doigt, introduit dans le rectum, sentait la fistule revenue exactement à ce qu'elle était avant l'opération : tout le reste étoit guéri, c'est-à-dire que le malade se trouvait tout-à-fait dans le même état qu'après la première opération ; état sur lequel je crois avoir donné assez de détails dans le commencement de cette observation pour n'avoir pas besoin de les répéter ici. La sonde fut retirée quelques jours après ; sa présence était devenue inutile, l'ouverture fituleuse ne se rétrécissant plus.

L'analyse des calculs ayant prouvé à M. *Thénard* qu'ils avaient pour base principale l'acide urique, on crut devoir mettre M. R... à l'usage des eaux alkalines gazeuses, afin d'éviter, s'il était possible, le renouvellement de cette terrible maladie. Mais six mois après, il fut pris de nouveau des accidens de la pierre, qu'on reconnut et qu'on retira encore une fois par le même procédé. Le malade guérit de cette seconde opération comme de la première.

Quoique le succès ne fût pas aussi complet qu'on aurait pu le désirer, cependant, comme, avant l'opération, cette fistule ancienne avait des bords calleux, et cicatrisés isolément, comme d'ailleurs tout ce qui avait été attaqué par l'instrument tranchant avait guéri parfaitement deux fois de suite, il nous fut à peu près démontré qu'un sujet qui n'aurait pas eu de fistule aurait pu guérir complètement de cette opération ; et il fut décidé par M. *Dupuytren* qu'il la tenterait à la première occasion. C'est ce qu'il fit sur le sujet de l'observation suivante, qui a été recueillie par M. *Hussenet*.

Blanchard, âgé de onze ans, né à Poissy, d'une forte constitution, éprouvait, depuis l'âge de trois ans, en urinant, des douleurs à l'extrémité de la verge, et surtout dans la région de la vessie au-dessus du pubis ; ces douleurs reparaissaient lorsqu'il faisait des exercices violens ou un faux-pas : jamais il n'avait rendu de sang en urinant.

Ses parens le conduisirent à M. *Bellivier*, qui le sonda, reconnut la présence d'une pierre dans la vessie, et l'adressa à M. *Dupuytren*, qui le sonda de nouveau, et de même trouva la pierre.

Le malade, préparé convenablement, fut opéré le 17 mars 1817. Il ne s'écoule pas une cuillerée de sang ; un calcul de moyen volume est extrait avec facilité. Dans le cours de la journée , le malade se lève deux fois, tourmenté par des besoins factices d'aller à la selle ; il gagne du froid ; et le soir, le ventre est douloureux , sans tension ni gonflement. Dans la nuit, évacuations abondantes de matières fécales délayées par l'urine, qui s'écoule lentement par la plaie. Les douleurs du ventre se calment; sommeil pendant une partie de la nuit; aucun écoulement de sang.

Le deuxième jour , état satisfaisant.

Le troisième jour, il rend un peu d'urine par la verge, mais point de matières fécales ni de gaz par cette voie.

Les urines continuent de couler, partie par la verge et partie par la plaie , deux ou trois fois par jour, mais abondamment chaque fois. Les matières fécales coulent involontairement. On commence à se relâcher de la sévérité du régime.

Le dixième jour au soir, le malade vomit son dîner ; il se plaint de douleurs à la tête et au ventre, principalement à l'hypochondre gauche; le ventre est souple, point volumineux, point tendu , point douloureux au toucher ; vomissemens répétés plusieurs fois dans la soirée : cependant tout va bien du côté de la vessie. (Guimauve édulcorée et nitrée, bain.)

Le onzième jour , les vomissemens et l'état du ventre continuent.

Le soir, il rend un ver par la verge ; rapports nidoreux , vomissemens pendant la nuit.

Le douzième jour , les douleurs du ventre cessent.

L'urine cesse pendant quelques jours de sortir par la plaie , et les matières fécales sont moulées; mais bientôt il recommence à uriner par la plaie , qui ne guérit que lentement.

Le dix-septième jour, M. *Dupuytren* met une sonde ; l'urine cesse de couler par la plaie : au bout de douze jours, elle sort entre la sonde et le canal. On change la sonde. Les deux jours suivans, écoulement de matières avec les urines par la verge, et de ces dernières par la plaie.

Le troisième jour, les matières fécales sont moulées et les urines claires.

Cette dernière sonde reste vingt jours : alors la plaie est totalement cicatrisée et le malade guéri sans aucune infirmité.

Nous l'avons vu plusieurs fois depuis ce temps, et il ne diffère aucunement, sous le rapport de l'excrétion des urines et des matières fécales, d'un individu qui n'aurait jamais subi l'opération de la pierre.

Je dois à la vérité d'ajouter que M. *Dupuytren*, reconnaissant les avantages incontestables que cette méthode offre par rapport à l'hémorrhagie, mais d'ailleurs frappé plus que moi de l'inconvénient du passage des matières fécales par l'urètre et des urines par le rectum, a, dans d'autres opérations qui ont suivi celles que je viens de rapporter, pénétré dans la vessie sans intéresser le rectum, mais en faisant toujours les incisions sur la ligne médiane. C'est à lui de faire connaître sa méthode, et les avantages qu'elle présente.

Telles sont les réflexions que j'ai cru devoir soumettre à l'illustre École dont je m'honore d'être l'élève. Puisse-t-elle voir dans mes efforts le véritable motif qui les a dirigés, c'est-à-dire moins le désir de faire une chose nouvelle qu'une chose utile ! Sans doute la faiblesse de mes moyens ne m'a pas permis de découvrir la meilleure méthode à suivre pour la taille par *la ligne médiane ;* mais je m'estimerais toujours trop heureux d'avoir donné l'impulsion, si des hommes plus expérimentés adoptaient définitivement cette idée pour en faire la base d'une méthode moins meurtrière, et par conséquent plus utile à l'humanité que celle qu'on emploie encore aujourd'hui.

HIPPOCRATIS APHORISMI

(*Edente DE MERCY*).

I.

Si *quis* sanguinem aut pus mingat, renum aut vesicæ exulcerationem significat. *Sect.* 4, *aph.* 75.

II.

Qui sponte sanguinem mingunt, his à renibus venæ ruptionem significat. *Ibid., aph.* 78.

III.

Quibus in urinâ arenosa subsident, illis vesica calculo laborat. *Ibid., aph.* 79.

IV.

Cui persecta est vesica, aut cerebrum, aut cor, aut septum transversum, aut aliquod ex intestinis tenuibus, aut ventriculus, aut hepar, lethale. *Sect.* 6, *aph.* 18.

V.

Si *quis* sanguinem et grumos mingat, et stranguriam habeat, et dolor incidat ad perinæum, et imum ventrem, et pectinem, *partes* circa vesicam laborare significat. *Sect.* 7, *aph.* 39.

EXPLICATION DE LA PLANCHE.

Elle représente une coupe du bassin faite directement d'avant en arrière par sa partie moyenne, et au moyen de laquelle on peut facilement estimer toute l'étendue de l'adhérence du bas-fond de la vessie à la portion moyenne du rectum, en prenant pour limite de cette adhérence la réflexion du péritoine en arrière, et la prostate en avant.

Des trois lignes qu'on y remarque, l'horizontale indique la hauteur où se termine l'incision du rectum et des sphincters, et les deux obliques, tracent la direction que doit suivre l'instrument en partant de cette premièse incision, soit pour pénétrer dans la vessie par son col en passant au-devant de la prostate, soit pour y arriver par son bas-fond en passant en arrière de la glande.

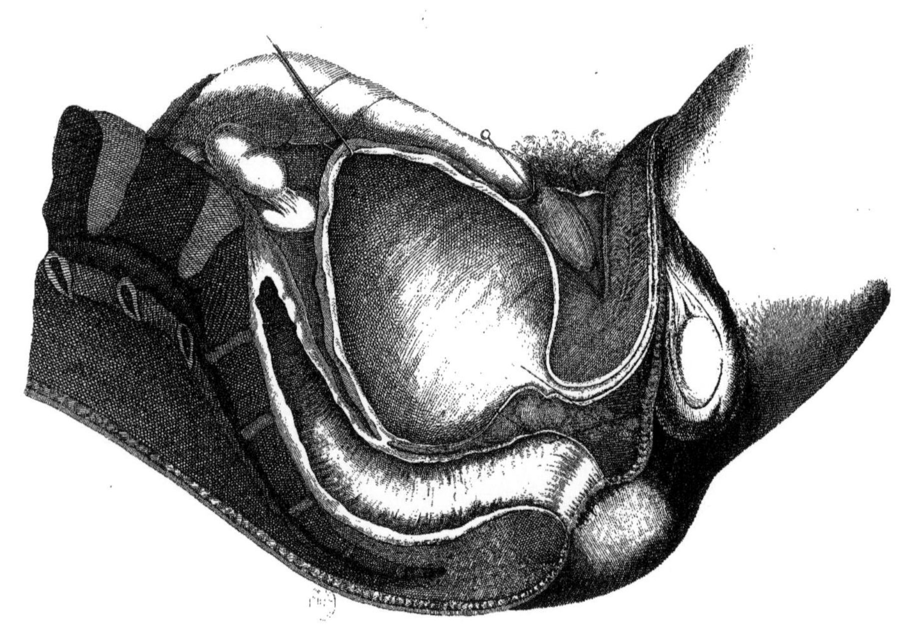

www.ingramcontent.com/pod-product-compliance
Ingram Content Group UK Ltd.
Pitfield, Milton Keynes, MK11 3LW, UK
UKHW021631090726
13657UKWH00004B/1576